DE LA

LITHOTRITIE

RAPIDE

PAR

THÉOPHILE SISCO

Médecin de la Marine

DOCTEUR EN MÉDECINE

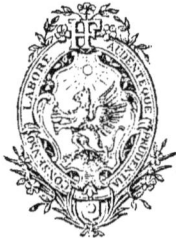

MONTPELLIER

IMPRIMERIE CENTRALE DU MIDI

(HAMELIN FRÈRES)

—

1888

DE LA

LITHOTRITIE

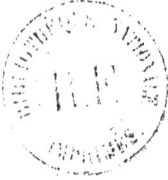

RAPIDE

PAR

THÉOPHILE SISCO

Médecin de la Marine

DOCTEUR EN MÉDECINE

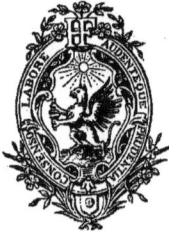

MONTPELLIER

IMPRIMERIE CENTRALE DU MIDI

(HAMELIN FRÈRES)

—

1888

A MON PÈRE

A MES MAITRES

T. SISCO.

A MES AMIS

T. SISCO.

A MON PRÉSIDENT DE THESE

MONSIEUR LE PROFESSEUR TÉDENAT

T. SISCO.

1

INTRODUCTION

Les calculs de la vessie sont justiciables de trois modes d'intervention opératoire principaux : la taille périnéale, la taille hypogastrique et la lithotritie.

La première, de pratique encore courante, remonte à la plus haute antiquité.

La taille hypogastrique, imaginée par Franco, est passée, depuis sa découverte, par toutes les oscillations de la faveur des théoriciens ; tour à tour vantée outre mesure ou dénigrée à l'extrême, elle a donné et donne encore de brillants résultats entre les mains de quelques Maîtres éminents, mais n'a jamais réussi à s'implanter dans la pratique banale. On ne peut donc songer à l'ériger en méthode générale de traitement.

La lithotritie, dont les origines remontent au commencement de ce siècle, a constitué, jusqu'à ces dernières années, une opération fort discutable. Depuis dix ans, elle a subi, tant dans son principe que dans son mode d'application, des modifications telles qu'elle doit être considérée aujourd'hui comme l'opération de choix dans le traitement de la pierre.

Nous avons eu récemment l'occasion, dans un de nos trop courts séjours dans la mère-patrie, de voir pratiquer deux fois la *lithotritie rapide à séances prolongées* par M. le professeur Tédenat, dans son service de clinique chirurgicale de l'hôtel-Dieu Saint-Éloi. Nous avons recueilli l'observation des malades et les détails de l'opération. M. Tédenat a bien voulu joindre à ces matériaux un certain nombre d'observations puisées dans sa clientèle.

Nous n'avons pas la prétention de refaire l'histoire de la lithotritie rapide, si complétement et si nettement exposée dans les thèses remarquables de M. Desnos (thèse de Paris, 1882), et de M. Kirmisson (thèse de Concours, 1883) ; notre travail n'aura d'autre mérite que de rapporter quelques observations inédites et de résumer une question sur laquelle l'attention ne saurait être trop attirée à l'heure actuelle.

Dans un premier chapitre, nous détaillerons nos observations, qui constituent la partie essentielle de notre travail.

Dans un deuxième chapitre, nous résumerons l'évolution de la question, et apprécierons les modifications qui ont été apportées au principe et au manuel opératoire de la lithotritie.

Nous terminerons par l'exposé des indications et des contre-indications de la lithotritie rapide.

Nous ne saurions témoigner trop de gratitude à M. le professeur Tédenat, qui nous a fourni la plupart des matériaux cliniques rapportés dans ce travail, nous a autorisé à publier ceux que nous-même avons recueillis dans son service, et a bien voulu nous faire l'honneur d'accepter la présidence de notre thèse.

DE LA

LITHOTRITIE RAPIDE

CHAPITRE PREMIER

OBSERVATIONS

OBSERVATION PREMIÈRE
(Personnelle)

Calcul uro-phosphatique de 5 centimètres. — Lithotritie rapide sous le chloroforme. —
Broiement du calcul en une seule séance, d'une heure de durée.— Aspiration de 20 gr.
de débris. — Les jours suivants, émission spontanée de 4 grammes de poussières. —
Pas de réaction. — Récidive. — Nouvelle lithotritie trois mois après ; broiement et
aspiration d'un calcul de 5 grammes.

Antonin R. . ., âgé de dix-neuf ans, est un robuste cultivateur de
Puisserguier.

Son père est mort à soixante-cinq ans, d'une maladie au cours de
laquelle il a beaucoup souffert de l'abdomen, et est devenu d'une mai-
greur squelettique. Sa mère est bien portante. Plusieurs collatéraux
de la branche paternelle ont eu des rhumatismes ; son père en était

également atteint. Il n'y a pas eu de calculeux dans la famille. Il a quatre frères et une sœur; aucun n'est rhumatisant ni migraineux.

Lui-même jouit d'une bonne santé habituelle; il a seulement présenté de tout temps de la susceptibilité catarrhale. Jamais de rhumatismes; quelques migraines.

Depuis l'âge de deux ans, il a toujours plus ou moins souffert de l'urèthre; les douleurs sont localisées au méat. Les mictions sont fréquentes dans la journée, et le malade a souvenance de s'être, à toute époque de son existence, levé quatre ou cinq fois chaque nuit pour uriner. Il n'y a eu d'uréthrorrhagie qu'une seule fois, après une longue course dans une voiture mal suspendue.

Les douleurs dont il a été question surviennent quand le sujet marche ou travaille; elles atteignent leur maximum d'intensité au moment de la miction; celle-ci est souvent entrecoupée. Il existe parfois, pendant la marche, une douleur sourde au niveau de la hanche gauche. Jamais de douleurs lombaires ni d'autres symptômes de néphrite.

Le malade a été sondé pour la première fois cette année, et c'est alors seulement que l'on a constaté la présence d'un calcul.

L'appétit est bon, les digestions sont faciles. L'état général est excellent.

Le malade entre, au mois de février 1888, dans le service de M. le professeur Tédenat, à l'hôpital Saint-Éloi.

On constate, à l'examen, l'existence d'un calcul de 5 centimètres.

Deux jours avant l'opération, on administre au malade une potion renfermant 6 grammes d'acide borique, et 1 gramme de sulfate de quinine en cachets.

L'opération a lieu le 1er mars. M. Tédenat pratique la lithotritie rapide et broie le calcul en une seule séance, sous le chloroforme.

Le malade est endormi au chloroforme après une injection sous-cutanée de chlorhydrate de morphine. La vessie est soigneusement lavée avec une solution d'acide borique à 3 p. 100, puis le broiement est pratiqué avec le lithotriteur de Reliquet. Celui-ci est introduit à trois reprises dans la vessie; chaque fois il est fait un nombre considérable de prises et une aspiration terminale avec l'aspirateur de Guyon.

Le calcul est très-dur, et son broiement pénible en certains points. Malgré la chloroformisation, le malade s'agite et paraît souffrir, surtout pendant les manœuvres d'aspiration.

L'opération dure une heure. Le calcul est entièrement broyé ; on extrait par l'aspiration 20 grammes de débris uro-phosphatiques.

Les jours suivants, il ne se produit pas la moindre réaction ; pendant trois jours, on retrouve dans les urines de nombreux fragments soit 7 ou 8 grammes de débris. Certains de ces fragments sont assez volumineux, et l'un d'eux, engagé dans l'urèthre, sans progression spontanée possible, rend nécessaire une extraction avec la pince de Hunter. Avec cela, pas de fièvre, état général excellent ; on note quelques vomissements le premier jour. L'acide borique et le sulfate de quinine à l'intérieur sont continués plusieurs jours de suite ; le malade commence, dès le troisième, à ingérer des aliments solides.

Du 14 au 19 mars, l'opéré est atteint d'un embarras gastrique non fébrile, qui retarde sa sortie et cède à deux purgatifs, l'un au calomel, l'autre salin.

Il quitte l'hôpital le 22 mars, n'urinant plus que sept ou huit fois dans les vingt-quatre heures.

Il rentre le 24 juin, trois mois après la première intervention. Depuis un mois et demi, il éprouve, même en dehors des mictions, des douleurs à l'extrémité du gland ; il ressent, en outre, une vive souffrance à la fin de la miction ; le jet s'arrête brusquement.

Un besoin irrésistible d'uriner se fait sentir toutes les demi-heures en moyenne.

Pas d'hématurie ; pas de douleurs rénales. L'état général est bon.

Le 26, M. Tédenat introduit un petit lithotriteur pour se rendre un compte exact de l'existence du calcul et en apprécier les dimensions ; ces notions sont difficiles à obtenir, à cause du petit volume de la pierre et de l'épaississement des parois vésicales.

Le 28, il pratique la *lithotritie en une séance*. Le malade est anesthésié par le mélange ACE (alcool 1, chloroforme 2, éther 3), souvent employé dans la clinique. Le petit lithotriteur n° 1 de Reliquet est introduit à deux reprises et l'aspiration également pratiquée deux fois. Grâce au mélange anesthésique, bien que le malade ne soit nullement en résolution, bien qu'il compte et réponde aux questions pendant toute la durée de l'opération, la douleur est nulle dans la première partie de la séance, même au moment où l'aspiration est pratiquée. Il réagit quelque peu, au contraire, à la suite de la deuxième introduction du lithotriteur, et s'agite douloureusement au moment de l'aspiration.

Le broiement complet est rendu difficile par la tendance du calcul à se loger derrière la prostate, malgré la précaution prise de soulever par un coussin le siége du sujet. Plus d'une fois, il est nécessaire de porter le lithotriteur en quatrième position pour aller le saisir.

La séance dure une demi-heure, et se termine par l'issue de 5 gr. d'un calcul blanchâtre et phosphatique, avec noyau formé d'urates.

Le soir, T. de 38° ; un léger vomissement; peu de douleur ; miction sanguinolente, mais facile et non douloureuse. Sulfate de quinine, acide borique, chaleur, alcool.

Le lendemain 29, T. du matin, 37°6 ; il n'y a eu que sept mictions dans les vingt-quatre heures. Les urines sont rouges et ne renferment pas de fragments.

Les jours suivants, la température est normale ; pas de réaction. Le malade se lève au sixième jour.

Le neuvième, M. le professeur Dubrueil, qui a pris le service, constate l'absence complète de fragments dans la vessie, et le malade quitte l'hôpital en parfait état, n'urinant plus que six ou sept fois dans la journée.

Observation II

(Personnelle)

Calcul uratique de 4 centimètres. Lithotritie rapide : broiement en une seule séance de trois quarts d'heure. Pas de complications.

Pascal R., âgé de soixante-quatre ans, commissionnaire en vins à Puisserguier, entre dans le service de M. le professeur Tédenat, au nº 8 de la salle Saint-Jean, le 22 juin 1888.

Son père est mort d'une fluxion de poitrine ; sa mère est morte de chagrin peu de temps après. Pas de rhumatismes, de migraines ni de névralgies, chez aucun des membres de la famille. Une sœur de vingt-cinq ans est morte phthisique.

Jusqu'à dix-huit ans, il a joui d'une santé robuste ; à cette époque, il a été atteint de *fièvres intermittentes* et les a gardées deux ans. Pas de blennorrhagie.

Accidents dyspeptiques datant de plus de trente ans. Longtemps il a souffert seulement de l'estomac : les digestions étaient difficiles ; il survenait après le repas des douleurs à l'épigastre, quelquefois il se produisait des vomissements. Jamais d'hématémèse ni de mélæna.

Tout le formulaire habituel du traitement de la dyspepsie a été épuisé sans résultat. Il y a dix ans, à ces symptômes gastriques se sont ajoutés des phénomènes intestinaux, qui ont cédé en peu de temps aux lavements et aux bains de siége.

Depuis cinq ou six ans, le malade urine anormalement. Lorsqu'il fait une course en voiture pour aller placer son vin, il est obligé de descendre trois ou quatre fois de son véhicule pour uriner. Néanmoins, au début, la souffrance était à peu près nulle, le jet était large et projeté avec force. Des hématuries se sont, depuis, manifestées à plusieurs reprises dans le cours des deux dernières années ; la plus récente s'est produite vingt jours avant son entrée.

Depuis deux ans également, des douleurs sont survenues pendant

2

la miction; elles atteignent leur maximum d'intensité au moment des contractions terminales; de plus, le jet d'urine est souvent brusquement interrompu.

Il y a quelque temps, le malade a rendu, en urinant, un petit gravier de la grosseur d'un pépin de raisin, mou et friable. A plusieurs reprises, il a constaté un dépôt de sable rouge au fond de son vase.

Cet homme entre à l'hôpital parce qu'il souffre beaucoup en urinant et en marchant. Dans la journée, il urine toutes les demi-heures, et la nuit il a huit à dix mictions.

M: Tédenat constate, à l'aide d'un explorateur de Guyon, la présence d'un calcul, dont la dimension, mesurée avec un petit lithotriteur, atteint 4 centimètres.

Le 27 juin, une lithotritie rapide est pratiquée. Les jours précédents, le malade a pris une potion avec deux grammes d'acide borique; la veille, il a été purgé et a absorbé du sulfate de quinine.

L'anesthésie est complète et facilement obtenue, grâce à l'emploi du mélange ACE, dont les proportions ont été indiquées dans l'observation précédente.

Le calcul, fort dur, est entièrement broyé dans le cours d'une seule séance, qui dure trois quarts d'heure. M. Tédenat introduit, à trois reprises, différents numéros du lithotriteur de Reliquet, et fait suivre chaque broiement d'une aspiration avec l'instrument de Guyon. On retire de l'aspirateur 20 grammes de sable très-finement pulvérisé, au milieu duquel on rencontre quelques débris assez volumineux.

Le soir, température : 37°.

Le lendemain, 28 juin, temp. : 37°. La nuit a été bonne; il n'y a eu ni fièvre, ni frisson; pas de vomissements chloroformiques; peu de douleur. Diarrhée abondante. Les mictions ont été assez fréquentes, mais faciles et peu douloureuses. Il y a dans les urines une certaine quantité de sang, mais pas de débris.

Traitement : acide borique; sulfate de quinine; chaleur; alcool.

Le soir, temp.: 37°4.

Le 29, temp. : 37°3. Mictions faciles; le malade n'a uriné que sept ou huit fois, au lieu des quinze ou seize mictions qu'il réalisait dans la journée. Les urines ne sont plus sanguinolentes ; elles ne renferment aucun fragment de calcul.

L'apyrexie est complète les jours suivants ; aucune réaction. Les urines ne contiennent à aucun moment des parcelles de sable uratique, ce qui prouve que la totalité des fragments a été expulsée le jour de l'opération.

Le malade se lève au huitième jour et quitte l'hôpital le 18 juillet, en fort bon état ; un examen pratiqué avant son départ permet d'affirmer qu'il ne reste aucun débris dans la vessie. Les urines sont claires et limpides ; les mictions ne sont plus douloureuses et ne dépassent pas le chiffre de cinq ou six dans la journée.

Observation III

(Communiquée par M. le professeur Tédenat)

Calcul d'oxalate de chaux de 3 centimètres. — Lithotritie avec aspiration. — Guérison en une seule séance.

Louis P..., trente et un ans, négociant à Nimes, est un homme bien constitué, sans antécédents pathologiques autres qu'une blennorhagie à vingt-quatre ans.

Depuis cinq ans, il éprouve les symptômes rationnels d'un calcul vésical : mictions fréquentes, surtout le jour, augmentées par la marche et les voyages en voiture ; douleurs à l'hypogastre et au gland ; hématurie légère à plusieurs reprises ; dépôt nuageux au fond du vase.

Le 6 juin 1884, une exploration avec le lithotriteur explorateur de Charrière révèle la présence d'un calcul dur de 3 centimètres.

Le 10 juin, M. Tédenat, assisté de MM. Maquet et Marty, fait la lithotritie. Il suffit, pour broyer le calcul, de quinze prises avec le lithotriteur 1 $\frac{1}{2}$ de Reliquet. L'aspiration est douloureuse, malgré l'anesthésie; 18 grammes de sable sont évacués. Il ne se produit pas d'hémorrhagie notable.

Le soir, pas de frissons, peu de douleurs. La miction spontanée est impossible. Le cathétérisme, pratiqué avec la sonde de Gély, permet de retirer 250 grammes d'urine d'un rouge clair. Injection boriquée tiède.

Temp.: 38°2; pouls: 100.

Le 11, temp.: 37°2; trois mictions dans la nuit; état général bon.

Le soir, six mictions donnant en tout 800 g. d'urine claire, avec un léger dépôt et quelques fins débris de pierre.

Le 12, temp.: 38°; pas de douleurs; miction toutes les trois heures environ, presque indolore.

Le 20, le malade est tout à fait bien et peut se lever; il urine toutes les quatre ou cinq heures, sans souffrances.

L'exploration de la vessie donne des résultats négatifs.

Le 25, il part guéri.

OBSERVATION IV

(Communiquée par M. le professeur Tédenat)

Calcul d'oxalate de chaux de quatre centimètres. Lithotritie suivie d'aspiration; 35 gr. de débris. Guérison.

L..., âgé de dix-huit ans, jouit d'une bonne constitution; il souffre depuis trois ans en urinant, et a des mictions fréquentes pendant le jour; il éprouve des douleurs vives pendant la marche et en voiture. Une seule hématurie, peu abondante. Léger dépôt nuageux dans l'urine.

Le 1er mai 1886, M. Tédenat introduit un lithotriteur explorateur et trouve un calcul dur de quatre centimètres; la vessie est modérément irritable.

Le 5 mai, opération par M. Tédenat, assisté de MM. Lassalle et

Lognos. Anesthésie chloroformique. Seize prises sont faites avec le lithotriteur n° 2 de Reliquet. Après une aspiration fructueuse, nouvelle introduction du lithotriteur n° 2, qui réalise encore sept prises ; puis nouvelle aspiration. Hémorrhagie légère. Frisson léger le soir.

Le 6, T. 38°1, pouls 90 ; douleurs modérées, 1,500 gr. d'urine.

Le 7, T. 37°8 ; pas de frissons. Douleur légère au niveau du méat pendant la miction, qui a lieu toutes les deux heures. Urine claire.

Le 9, le malade va très-bien. Miction toutes les trois heures, presque indolore. Très-léger dépôt dans l'urine.

Le 12, miction toutes les quatre heures. L'exploration de la vessie est négative.

Le 18, le malade retourne dans son pays, complétement guéri.

Mai 1888. — Aucun accident vésical ne s'est reproduit.

OBSERVATION V

(Communiquée par M. le professeur Tédenat)

Calcul phosphatique de trois centimètres. Lithotritie en une séance sans anesthésie. Évacuation par lavages. Guérison.

Pierre M..., âgé de 68 ans, ancien marin, est envoyé à l'hôpital Saint-Eloi par le docteur Prunac (de Mèze), le 5 novembre 1886. C'est un homme fortement constitué ; il a eu autrefois des *rhumatismes ;* il présente aujourd'hui un *souffle mitral*, de la *bronchite chronique* et de l'*emphysème*.

Depuis trois ans, les mictions sont fréquentes et douloureuses ; des hématuries se sont produites à plusieurs reprises ; il existe un dépôt purulent léger dans l'urine, qui est pourtant acide.

La vessie et l'urèthre supportent bien les instruments. Le cathétérisme révèle la présence d'un calcul. Le lithotriteur mensurateur per-

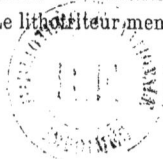

met d'apprécier un diamètre de trois centimètres. La prostate est légèrement hypertrophiée.

Pendant huit jours, le malade est soumis à la diète lactée; il prend quotidiennement un litre de tisane de busserole, avec trois grammes d'acide borique.

Le 13 novembre, M. Tédenat fait (*sans anesthésie*, à cause de l'état du cœur et des poumons), la lithotritie rapide; il se sert du lithotriteur fénêtré 1 $^1/_2$ de Reliquet et pratique dix-huit prises en vingt minutes. La sonde de Bigelow est ensuite introduite, et six pleines seringues d'eau boriquée débarrassent par lavage la vessie de tous les débris qui y sont accumulés; 20 grammes de fragments sont ainsi expulsés. L'opération est peu douloureuse et provoque peu d'hémorrhagie.

Le 20, le malade quitte l'hôpital. L'opération n'a été suivie de réaction ni locale ni générale. Les urines sont claires; les mictions se succèdent toutes les trois ou quatre heures. L'exploration, pratiquée la veille du départ, donne des résultats négatifs.

OBSERVATION VI

(Communiquée par M. le professeur Tédenat)

Calcul uratique de 6 centimètres. Le lithotriteur 1 $^1/_2$ de Reliquet se rompt dans la vessie; extraction facile de l'instrument. Introduction du lithotriteur 2 : cinquante prises. Aspiration : 48 grammes de débris ; 10 grammes sont rendus dans les jours suivants. Guérison complète.

M. Stephen Sklif..., âgé de trente-huit ans, ingénieur des mines. Antécédents *arthritiques*, constitution forte. Il rend, depuis une dizaine d'années, du sable et des graviers.

8 août 1887.— M. Tédenat, assisté de MM. Eugène Estor et Lassalle, internes des hôpitaux, pratique la lithotritie.

A la troisième prise, un bruit clair, métallique, se fait entendre.

M. Tédenat croit à la rupture de l'instrument (lithotriteur n° 1 ¹/₂ de Reliquet); il rapproche doucement la branche mâle de la branche femelle et essaye de sortir l'instrument. Il y parvient sans difficulté et sans déchirer la muqueuse de l'urèthre. La moitié gauche du bec femelle était très-nettement coupée à ses deux extrémités; elle avait été retenue à sa place par engrènement.

M. Tédenat introduit alors le lithotriteur 2 de Reliquet, réalise cinquante prises faciles et pratique l'aspiration. Puis, nouvelle introduction suivie de quatre prises, aspiration consécutive. L'hémorrhagie est insignifiante.

Le soir, léger frisson. T. 38°5, pouls 100. Mictions fréquentes et douloureuses.

Le lendemain, 9 août, T. 37°9 le matin, 38°1 le soir. Émission de 1000 grammes d'urine un peu colorée par le sang. Miction toutes les deux heures.

Les jours suivants, 10 gr. de débris viennent porter à 58 gr. le poids total des fragments qui constituaient le calcul.

La guérison est complète le 17 août, sans autres accidents.

OBSERVATION VII

(Communiquée par M. le professeur Tédenat)

Calcul uro-phosphatique de 6 centimètres, chez un vieillard de soixante-quatorze ans. Prostate hypertrophiée. Lithotritie avec aspiration. Extraction de 58 grammes de débris. Guérison sans accidents.

Célestin Abb..., âgé de soixante-quatorze ans, propriétaire à Puisserguier, a toujours joui d'une excellente santé, si l'on excepte de fréquentes *coliques néphrétiques* survenues dès l'âge de cinquante ans. Il a rendu par l'urèthre une grande quantité de *sable uratique* et de nombreux *calculs*, parmi lesquels quelques-uns avaient le volume d'un petit noyau d'olive.

Depuis trois ou quatre ans, les mictions sont devenues très-fréquentes, aussi bien le jour que la nuit ; elles sont pénibles, douloureuses et souvent accompagnées de quelques gouttes de sang. Il existe des douleurs à la racine du gland, à l'hypogastre, au périnée. La marche, les cahots de la voiture augmentent les douleurs et la fréquence de la miction.

Le 25 juin 1887, le docteur Marty (de Carcassonne) constate la présence d'une pierre et ne parvient pas à la saisir ; d'ailleurs, il n'insiste pas, croyant la lithotritie peu indiquée, à cause du *volume considérable de la prostate* et de l'état de l'urine, qui contient du pus en notable quantité.

Le 12 juillet, M. Tédenat trouve une pierre volumineuse (5 et 6 centimètres et demi) et une prostate hypertrophiée, dont l'énorme volume est très-appréciable par le toucher rectal et par le cathétérisme. L'urine est neutre.

Il conseille, avant toute opération, le repos et un litre par jour de tisane de busserole additionnée de 3 grammes d'acide borique. Matin et soir, on pratique un lavage vésical avec une solution tiède d'acide borique.

Le 4 août, une amélioration notable s'est produite. Les mictions sont moins fréquentes ; l'urine est acide, et le dépôt purulent beaucoup moins abondant. L'opération peut, dès lors, être pratiquée.

Le malade est anesthésié au chloroforme ; le bassin est fortement relevé par des coussins ; puis, le lithotriteur 2 de Reliquet est introduit. M. Tédenat pratique cinquante-huit prises et les fait suivre d'une aspiration très-fructueuse.

Les diverses manœuvres intravésicales durent quarante-cinq minutes, et se font sans hémorrhagie notable, mais non sans quelques douleurs pendant l'aspiration. 58 grammes de débris sont aspirés.

Les suites de l'opération sont parfaitement simples ; il ne se produit ni fièvre, ni frissons. 7 grammes de débris sont expulsés dans les quatre jours qui suivent la lithotritie.

A partir du 20 août, le malade se lève ; il n'urine guère que toutes les trois heures environ : l'urine est claire et normale.

Cet état dure jusqu'en février 1888. Il survient alors de nouvelles souffrances, indicatrices de la présence d'un calcul. D'ailleurs, depuis l'opération, les docteurs Marty et Cadilhac ont constaté cinq crises violentes de coliques néphrétiques.

Le 10 mars 1888, un calcul uratique oblong, lisse, d'un centimètre de longueur, a été expulsé spontanément. Les douleurs cessent à partir de ce moment.

CHAPITRE II

ÉVOLUTION DE LA QUESTION ET RÉSUMÉ
DU *MODUS AGENDI*

Jusqu'au début de ce siècle, la taille avait régné en souveraine maîtresse et avait le privilége (chose rare en chirurgie) de réaliser, à elle seule et sans conteste aucun, l'évacuation des calculs vésicaux. Ce monopole s'associait, il est vrai, à de nombreux dangers : l'hémorrhagie, l'infection purulente et des délabrements de tous ordres mettaient, par leur fréquence, le praticien dans la pénible alternative de s'en tenir au traitement médical, refuge de toutes les indécisions, ou de débarrasser son malade au prix de grands risques. Les chirurgiens s'ingéniaient à modifier leur unique méthode, et créaient des procédés dont chacun réalisait un perfectionnement relatif, détournant un péril pour tomber dans un autre. De là sont nées ces innombrables modifications de la taille périnéale : taille médiane, taille latéralisée de frère Jacques, taille bilatérale de Dupuytren, taille recto-vésicale de Sanson, taille prérectale de Nélaton.

En 1824, Civiale reconnaît la possibilité d'aller broyer la pierre à l'intérieur de la vessie et crée la lithotritie. Un lithotriteur imaginé par l'auteur, et auquel ses successeurs ont fait subir des modifications sans nombre, va rechercher le calcul dans le réservoir vésical préalablement distendu, le fait éclater et abandonne l'évacuation des fragments aux seuls efforts de la nature. Tel est le principe de la méthode. Quant à la réalisation, elle en est influencée par les circonstances suivantes : l'opération étant très-douloureuse, on ne peut songer à réaliser un nombre de prises suffisant pour broyer le calcul en une seule séance ; quel que soit d'ailleurs le stoïcisme du patient, au bout d'un instant, la vessie se contracte avec énergie, chasse le liquide qu'elle contient tout autour du lithotriteur et cache dans ses replis les fragments du calcul. D'où la nécessité de faire des séances courtes et de les répéter, par conséquent, pour obtenir le but cherché. D'ailleurs, à tant faire que de pratiquer un broiement incomplet, autant vaut ne pas créer trop de fragments, ceux-ci ne pouvant, dans l'intervalle des séances, qu'irriter la vessie et l'urèthre, et favoriser les complications inflammatoires.

On comprend que, dans ces conditions, la lithotritie n'ait été acceptée qu'avec réserve, et que son opportunité ait donné naissance aux discussions les plus véhémentes. Aux détracteurs de la taille, qui reprochaient à cette dernière ses hémorrhagies et ses délabrements, on opposait la douleur et les hémorrhagies dues à la lithotritie, la cystite qui était sa compagne presque obligée, la néphrite souvent consécutive, l'engagement de fragments volumineux dans l'urèthre, etc., etc.

En 1875, avec Bigelow, la lithotritie subit, non pas une modification profonde, mais un remaniement complet ; le principe même de la méthode change, et l'on peut dire, sans exagération, qu'il existe entre la lithotritie moderne et la lithotritie de Civiale autant de différence qu'entre cette dernière et la taille.

Le principe de la méthode ancienne peut être résumé de la façon suivante : broiement discret, séances courtes et répétées, évacuation naturelle. Le sommaire de la méthode de Bigelow est, au contraire : broiement complet, séance unique et prolongée, évacuation artificielle. Et, du même trait de génie, le chirurgien de l'Université d'Harward livre à la pratique tout ce qui est nécessaire pour l'intervention qu'il préconise : un lithotriteur nouveau, possédant l'énergie voulue pour le travail qu'on lui impose, une sonde et un aspirateur capables d'évacuer la totalité des débris. Il s'adresse enfin à la contractilité de la vessie et obtient des parois vésicales l'inertie et la tolérance qu'exige la nouvelle méthode, par l'utilisation d'un moyen bien connu dans la pratique habituelle de la chirurgie générale, l'anesthésie.

Le point important dans l'ancienne lithotritie, c'est le broiement de la pierre ; l'évacuation est secondaire, et le nom donné à l'opération traduit bien l'unique préoccupation du chirurgien (λίθος, pierre ; *terere*, broyer). Au contraire, l'objectif de la nouvelle méthode est l'évacuation des fragments. Bigelow exprime cette différence profonde entre les deux procédés en appelant son opération la litholapaxie (λίθος, pierre ; λάπαξις, évacuation).

Le principe des deux méthodes étant nettement posé, il est utile et juste de dire que des modifications avantageuses ont été apportées au manuel opératoire de Bigelow. Nous allons maintenant les décrire.

De même que la lithotritie de Civiale avait été modifiée par Heurteloup, Leroy d'Etiolles, Mercier, Voillemier, etc. ; de même, l'opération de Bigelow a subi des perfectionnements nombreux, qui nous donneront souvent l'occasion de répéter les noms de Guyon, de Thompson, de Reliquet., etc.

Tous ces auteurs, en adoptant le principe dans son ensemble, diffèrent dans le détail et insistent de préférence sur telle ou telle partie de l'opération. Tandis que Bigelow fait jouer le principal rôle dans son procédé à l'évacuation des fragments par aspiration (d'où le nom de litholapaxie) et considère le broiement comme accessoire, Guyon met sur le même rang l'évacuation et le broiement ; cherche à les parfaire l'un et l'autre et désigne l'opération sous le nom de *lithotritie à séances prolongées;* Thompson, insistant plus encore sur la durée de l'opération et la possibilité de tout terminer en une fois, l'appelle *lithotritie en une seule séance.* Le nom de *lithotritie rapide* lui a encore été donné, et c'est celui que nous adoptons, à cause de sa plus vaste compréhension.

Un détail curieux en la matière, c'est que la définition de la lithotritie rapide a été donnée par un chirurgien qui ne pratiquait pas la méthode actuelle. Amussat, en effet, en 1853, dans un article intitulé : *Lithotritie en une seule séance,* écrivait : « Briser un calcul en plusieurs fragments, que l'on broie immédiatement avec deux ou trois instruments différents, de manière à les réduire tous à un assez petit volume pour qu'ils puissent sortir sans difficulté par l'urèthre ou être extraits de la vessie avec un instrument approprié, si le malade ne peut les expulser, c'est là ce qu'il faut entendre par la lithotritie en une seule séance. »

Nous allons maintenant étudier, avec quelque détail, les diverses manœuvres de la lithotritie moderne et les perfectionnements qui ont été apportés à cette opération par quelques découvertes récentes.

Nous passerons successivement en revue :

1º Le broiement;

2º L'évacuation des fragments;

3º Le nombre et la durée des séances ;

4º L'anesthésie ;

5º L'antisepsie.

Nous terminerons ce chapitre par la description synthétique d'un cas type, dans lequel nous étudierons les précautions préopératoires, l'opération et ses suites.

A. — Broiement

Le broiement est, au point de vue de l'instrumentation, la partie de l'opération qui a été le moins révolutionnée par la pratique nouvelle : à part quelques modifications de détail, on se sert, pour broyer la pierre en une séance, des mêmes instruments que mettait en usage ·l'ancienne méthode.

Le lithotriteur à mors fenêtrés, de M. Reliquet, que beaucoup de chirurgiens utilisent aujourd'hui, a été présenté à l'Académie en 1872, c'est-à-dire trois ans avant la première publication de Bigelow.

Civiale employait, pour broyer les calculs, le trilabe, instrument abandonné heureusement de nos jours. Après lui, Jacobson (de Copenhague) propose en 1831 un brise-pierre basé sur le rapprochement de deux branches courbes. Heurteloup invente, en 1832, le percuteur courbe à marteau, qui a servi de modèle aux instruments employés de nos jours. Il comprend que des fragments aigus et volumineux, abandonnés dans la vessie, ne peuvent qu'irriter l'organe et le prédisposer à la cystite ; aussi recherche-t-il la *pulvérisation immédiate* des débris, destinée à favoriser leur rapide expulsion. Après lui, on multiplie les formes, sans rien changer au principe ; les lithotriteurs sont généralement peu volumineux et à mors plats.

En 1872, Reliquet, pour favoriser le broiement et éviter l'obstruction des mors par des débris de calcul, invente son lithotriteur à mors fenêtrés.

Bigelow, dans un important mémoire paru en 1878, apprécie de la façon suivante l'influence que doit exercer la méthode nouvelle sur la pratique et les instruments du broiement :

« Les lithotriteurs généralement en usage ne sont pas applicables ici. Aucun d'eux, même celui de Reliquet, n'est construit de façon à pouvoir se vider complétement. Or le but d'un lithotriteur doit être de réduire un calcul en fragments, et non pas de l'amener au dehors au risque de déchirer l'urèthre. Aussi les modifications suivantes sont-elles nécessaires : le bec est large et aplati, de façon à pouvoir déprimer la vessie sans la pincer ; les mors sont larges et longs, la branche femelle, très-légèrement creusée, n'est pas fenêtrée ; elle présente seulement, au niveau du talon, un orifice où s'engage un prolongement, en forme d'éperon, de la branche mâle. Celle-ci, notablement plus étroite que la branche femelle, offre sur toute l'étendue de son mors des crénelures en dents de scie ; une fois cette branche appliquée sur la branche femelle, il reste de chaque côté un espace par lequel s'échapperont les débris, quand on exercera une pression suffisante. Entre les branches de l'instrument est ménagé un intervalle qui sert de tube à injection, pour régler, suivant les besoins de l'opération, la quantité de liquide contenue dans la vessie. »

Cet instrument est surtout construit en vue du broiement, et non plus de la pulvérisation de la pierre. Bigelow, en effet, confiant dans le vaste calibre de la sonde qui lui servira à évacuer les débris, ne se préoccupe pas de réduire le calcul en fine poussière ; il lui suffit de le concasser et de le diviser en fragments capables de traverser une sonde métallique d'un diamètre respectable. L'emploi de son brise-pierre et de sa sonde, d'ailleurs, réclame donc, comme condition unique, mais indispensable, un urèthre de fort calibre.

Pendant le broiement, il place une ligature élastique sur la verge, pour empêcher le liquide de s'échapper le long du lithotriteur.

Le volumineux instrument de Bigelow, souvent difficile à introduire et dangereux pour l'urèthre, a été vivement attaqué.

Thompson, en 1879, affirme sa préférence pour les petits lithotriteurs introduits successivement. Ceux-ci suffisent, dans la grande majorité des cas, pour faire éclater le calcul ; ils sont moins difficiles à manier, donnent des sensations plus nettes et exposent à moins de dangers.

« Toutes choses égales d'ailleurs, déclare M. Desnos, on opérera d'autant plus vite et mieux qu'on se servira d'un plus petit instrument. »

M. Bigelow, pour retourner et manier dans la vessie son grand brise-pierre, est obligé d'injecter dans cet organe une quantité d'eau relativement considérable : 250 à 300 grammes au moins. « Dans ces conditions, ajoute M. Desnos, la vessie, plus ou moins enflammée ou irritée, réagit, même pendant l'anesthésie chloroformique, sous l'influence du liquide injecté, et se contracte sur l'instrument, dont elle paralyse l'action ; de plus, en se resserrant, elle enferme les calculs et les fragments dans ses plis, où des mors larges et puissants ne peuvent pénétrer. »

M. Guyon, dont M. Desnos interprète la pratique, est de cet avis, et préfère l'emploi de lithotriteurs d'un moyen calibre à celui d'instruments trop volumineux ; il manifeste la crainte, en injectant beaucoup d'eau pour favoriser les manœuvres, de ne pouvoir retrouver les fragments qu'avec difficulté dans une vessie trop spacieuse. Or, on le sait, M. Guyon s'attache à faire un broiement aussi complet que possible, afin de pouvoir extraire dans la suite les débris avec plus de facilité ; c'est ce qu'il exprime dans la formule suivante : *l'évacuation, c'est le broiement.*

L'instrument massif de Bigelow est donc peu usité en France, où l'on utilise généralement le lithotriteur à mors fenêtrés de M. Reliquet, dont il existe plusieurs numéros de différentes dimensions. Le chirurgien français a récemment modifié son brise-pierre (Congrès de chirurgie, 1886), en élargissant la branche femelle et en rendant plus acérées les dents de la branche mâle.

Le calibre de l'instrument à employer pour chaque opération est calculé d'après le volume et la dureté du calcul à broyer ; on choisit toujours le numéro le plus faible répondant au but que l'on doit atteindre.

Si le calcul est de très-petit volume, et surtout pour les séances de vérification, on peut se servir d'un lithotriteur à mors plats de petit calibre.

Le choix du lithotriteur étant déterminé et le principe du broiement à outrance étant admis, convient-il de pratiquer plusieurs introductions successives de l'instrument, ou doit-on s'en tenir à une seule, pendant laquelle on exécutera un nombre de prises suffisant pour une pulvérisation complète ? Il est difficile de donner une formule unique, et la solution variera suivant le cas. Si le calcul est de petit volume, une seule introduction pourra suffire ; si son volume est considérable, il pourra être nécessaire, après un premier broiement, d'enlever les débris qui gêneraient l'opérateur dans la suite de l'opération. D'ailleurs, puisque nous admettons l'utilisation des instruments du plus petit calibre, il sera souvent indiqué, lorsqu'on aura fait éclater un calcul volumineux avec un lithotriteur n° 3, d'introduire, par exemple, le n° 2 ou le n° 1, pour compléter la pulvérisation des fragments.

Quant à la pratique même du broiement, elle comprend un certain nombre de principes que nous ne pouvons avoir la prétention de donner en détail, mais dont nous énumérerons les principaux :

1° Il faut s'assurer, après chaque prise, que la muqueuse vésicale n'est pas pincée avec le calcul; pour cela, on doit, avant d'abaisser la bascule qui engrène l'écrou brisé et de tourner le volant qui rapproche les deux branches, ramener l'instrument au milieu de la vessie; s'il se produit une résistance, c'est que les parois vésicales sont saisies.

2° Les fragments doivent être recherchés dans les parties déclives. C'est surtout dans le bas-fond de la vessie, au niveau du trigone, qu'ils s'accumulent. Dans le cas où ils auraient été projetés autre part, on peut les ramener dans une bonne direction par des mouvements de succussion imprimés dans le sens latéral au bassin du malade. Thompson engage à chercher toujours les fragments dans le point où ils sont tombés la première fois, après l'éclatement du calcul; il en est, pour lui, de la pêche des débris comme de celle des perches, dont on peut faire une récolte abondante en n'abandonnant pas le trou dans lequel on a pris la première.

3° La loi qui domine la manœuvre du broiement, loi d'une importance telle qu'on ne saurait trop la répéter, est la suivante: la plus grande douceur dans le maniement des instruments est de rigueur pendant toute la durée de l'opération; la légèreté de main, l'absence de violence et de brusquerie, sont d'autant plus indispensables que l'on se sert d'instruments plus puissants.

B. — Évacuation

Si le mode de broiement des calculs a été peu modifié par la pratique moderne de la lithotritie, il n'en est pas de même de l'extraction des fragments. C'est surtout par l'aspiration des débris que Bigelow a révolutionné la thérapeutique des calculs vésicaux.

A l'origine de la lithotritie, l'expulsion des calculs était abandonnée tout entière à la contractilité vésicale. Civiale engageait le patient, après la sortie du lithotriteur, à uriner, appuyé sur les coudes et les genoux ; si un fragment volumineux s'engageait dans l'urèthre, il le refoulait dans la vessie ou l'extrayait à l'aide d'une pince de Hunter ou de Hales.

Plus tard, il chassait une partie des débris en se servant d'une sonde molle ou de la sonde à double courant de Cloquet.

Fournier (de Lempdes), pour favoriser l'issue des fragments, injecte dans la vessie, aussitôt après le broiement, une petite quantité de mercure, puis un liquide mucilagineux ; le métal fraye la route aux débris, qui surnagent, et dont le glissement est facilité par la solution mucilagineuse.

A cette même époque, Heurteloup invente un *videur* et pratique ce qu'il appelle la *lithocénose ;* plus tard, il creuse en cuillers les mors de son lithotriteur et, grâce à des introductions successives, enlève, après chaque séance, les débris accumulés dans la vessie.

Mercier, en 1843, propose une sonde à double courant, dont le canal de sortie est beaucoup plus large que le canal d'entrée ; l'appareil est ingénieux, mais insuffisant.

Joignons à ces essais instrumentaux une débauche de délayants, évacuants et diurétiques, et nous aurons une idée (peu favorable d'ailleurs) de la lithotritie au milieu du siècle.

On voit, par là, combien est grande la portée de la découverte de Bigelow et quel bouleversement profond l'application de l'aspiration a dû produire dans la pratique, jusqu'alors discutable, de la lithotritie.

Et, pourtant, Bigelow n'est pas le premier à avoir songé à l'aspiration. Déjà en 1843, trente ans avant lui, Cornay (de Rochefort) avait imaginé de suppléer à l'atonie vésicale par l'aspiration artificielle des fragments. L'instrument qu'il inventa, le *lithéréteur,* fort compliqué d'ailleurs, fut condamné par l'Académie. Même avant lui, Blandin, Séga-

4

las, Bégin, Lisfranc, aspiraient les fragments à l'aide d'une seringue.

Quoi qu'il en soit, l'aspiration est loin de constituer alors une méthode perfectionnée, et Maisonneuve réalise, en 1864, un progrès sur les appareils évacuateurs usités avant lui, avec son *lithexère*, espèce de sonde munie d'une large ouverture, dans laquelle s'engagent les fragments du calcul, qui sont broyés comme des grains de café par une vis sans fin, et rejetés au dehors.

En 1866, Clover songe, comme Cornay, à utiliser l'aspiration.

Son appareil, fort simple, consiste dans une poire en caoutchouc fixée sur un cylindre de verre, auquel s'adapte une sonde, dont un prolongement pénètre jusqu'à la moitié du cylindre. Cette disposition empêche les fragments, une fois aspirés, d'être renvoyés dans la vessie. La poire étant remplie d'eau, on la comprime ; puis les parois, revenant à leur état primitif, aspirent le liquide injecté et les débris avec lui.

Nélaton remplace la poire en caoutchouc par un corps de pompe, et aspire les fragments à l'aide d'un piston. La méthode, ayant donné lieu à des hémorrhagies vésicales, est bientôt abandonnée.

Tel était l'état de la question et le peu de faveur de l'aspiration avant le mémoire de Bigelow.

Le professeur d'Harward n'a pas eu le premier, on vient de le voir, l'idée de l'aspiration : mais il a le premier fourni le moyen de réaliser pratiquement ce qu'avaient en vain tenté ses prédécesseurs.

Au lieu de poser un problème comme les théoriciens, il a résolu dans tous ses détails un problème posé, mais jusqu'alors insoluble ; ce n'est pas là un moindre mérite.

Bigelow fut frappé des dimensions considérables que M. Otis (de Boston) avait assignées à l'urèthre normal. Cet anatomiste avait, en effet, affirmé que le calibre de l'urèthre correspond au n° 33 de la filière Charrière, c'est-à-dire qu'il doit avoir *11 millimètres de diamètres*.

Bigelow songea à utiliser ces dimensions pour favoriser l'issue de gros fragments de calcul. Comme l'introduction seule de la sonde ne pouvait suffire à les éliminer, il joignit l'aspiration au cathétérisme avec des sondes à large calibre: la méthode moderne était créée.

Les appareils utilisés depuis cette époque comprennent: 1° une sonde; 2₀ un aspirateur.

La *sonde* de Bigelow correspondait au n° 33 de la filière Charrière; c'était une sonde droite, à une seule ouverture. Thompson se servait, au contraire, d'une sonde courbe et de moindre calibre. M. Guyon est revenu à l'ancienne sonde métallique, courbée suivant un rayon de 10 centimètres. Cette sonde, à courbure étendue sur 12 centimètres à partir de l'extrémité vésicale, est pourvue de deux yeux allongés, largement ouverts, placés à des hauteurs différentes sur les parties latérales. Un mandrin élastique, à extrémité souple en spirale, peut la remplir exactement (Desnos).

Cet instrument, facile à introduire, répond parfaitement au but que poursuit M. Guyon: il entraîne la poussière, tandis que la grosse sonde de Bigelow, à une seule ouverture de fort calibre, est plus apte à laisser passer de volumineux fragments.

Quelle que soit, d'ailleurs, la sonde choisie, une fois introduite dans la vessie après le broiement du calcul, elle doit être promenée en divers points, de façon à rapprocher son orifice ou ses orifices des endroits où se sont probablement accumulés les débris; ces changements de position de la sonde facilitent beaucoup l'aspiration.

L'*aspiration* a atteint, avec l'invention de la méthode nouvelle, un haut degré de perfection. Néanmoins l'appareil de Bigelow et celui de Thompson, malgré les remaniements que leurs auteurs leur ont fait subir, sont aujourd'hui peu usités en France. On leur reproche de renvoyer dans la vessie des fragments de calcul. Nous nous dispenserons donc de les décrire et nous nous bornerons à exposer, d'après M. Desnos, l'appareil de Guyon, qui est aujourd'hui utilisé dans les cliniques françaises; il ne diffère, du reste, que par certains détails, de l'aspirateur de Bigelow.

« Un aspirateur, déclare M. Desnos, doit réunir les conditions suivantes: il faut qu'il soit portatif et d'un volume total médiocre, que la force aspiratrice soit considérable, que les fragments, arrivés à l'extrémité de la sonde, ne puissent plus rebrousser chemin, que la sonde jouisse de mouvements étendus et libres dans la vessie. »

« L'aspirateur de M. Guyon se compose d'une poire en caoutchouc de forme ovoïde, se terminant à sa partie supérieure par un petit entonnoir muni d'un robinet. Cette poire de caoutchouc est épaisse, très-souple, et a une grande tendance à revenir sur elle-même. Son ouverture inférieure se continue avec un cylindre de cuivre, et, à l'union de ces deux parties, une toile métallique, tendue de champ, ne permet le passage que d'un courant liquide. Cette pièce de métal soutient le récipient de verre, qui y est fixé par un anneau à douille de baïonnette ; l'orifice d'entrée est très-large.

» Tel est l'appareil d'appel et de réception des fragments. L'appareil de conduite est la partie la plus nouvelle de l'instrument. Il se compose d'un tuyau qui s'insère à angle très-aigu au-dessus du récipient et est formé de plusieurs parties : en son milieu, un tube de verre est réuni par deux anneaux de caoutchouc à deux pièces métalliques, et peut subir des mouvements d'inclinaison suffisamment étendus ; la partie terminale du tuyau supporte un robinet au-dessous duquel est une embouchure où vient se fixer la sonde. Cet orifice ne se continue pas en ligne droite avec le reste du tube, mais fait avec lui un angle droit, dont le sommet est occupé par le robinet. Cette dernière partie a juste la longueur nécessaire pour que la sonde puisse venir s'y fixer à frottement. »

En comprimant l'appareil, préalablement rempli d'eau, on chasse dans la vessie une certaine quantité de liquide; puis les parois, revenant sur elles-mêmes, aspirent à nouveau ce liquide, qui entraîne avec lui les débris du calcul; ceux-ci, arrêtés par la toile métallique, ne peuvent pénétrer dans la poire en caoutchouc, et tombent, en vertu des lois de la pesanteur, dans le réservoir inférieur. Les pressions ultérieures sur la poire sont impuissantes à chasser les fragments du réservoir et déterminent tout au plus un léger remous dans le liquide qu'il renferme.

Tel est l'appareil de M. Guyon et son mécanisme. On lui a reproché, comme à la plupart des appareils évacuateurs, de présenter son réservoir à une certaine hauteur au-dessus du niveau de la vessie, en sorte que cette dernière supporte le poids d'une colonne liquide égale à la différence des deux niveaux. Nous avouons ne pas bien comprendre cette objection : doit-on tenir compte d'un poids aussi minime, alors que, par la pression de la poire, on envoie dans la vessie, avec une certaine violence, une masse liquide autrement considérable ?

Thompson engage à laisser entre chaque pression de la poire un intervalle de dix secondes ; une recommandation également faite par cet auteur est de n'injecter de liquide dans la vessie que pendant l'expiration, afin que ce réservoir ne soit pas à ce moment soumis à l'action de la pression abdominale.

Il arrive quelquefois que le ballon ne revient pas sur lui-même aussitôt la pression terminée : c'est qu'alors la muqueuse vésicale se trouve au contact de l'œil de la sonde et est aspirée (il suffit, pour s'en rendre compte, d'attirer quelque peu la sonde tout en comprimant la boule, de façon à écarter l'œil des parois). Il peut se faire aussi que l'orifice soit oblitéré par un calcul : dans ce dernier cas, il suffit quelquefois d'exercer des pressions répétées sur la poire pour chasser le corps étranger ; sinon, on introduit un mandrin dans la sonde pour en libérer la lumière.

L'aspiration n'est pas seulement utile pour évacuer les fragments ; elle sert encore à diagnostiquer la présence de débris ayant persisté malgré une évacuation en apparence complète. On perçoit, dans ce cas, un cliquetis des fragments contre la paroi de la sonde.

A côté de l'aspiration, nous devons mentionner le *lavage* comme procédé d'évacuation. Ni Bigelow ni Thompson ne l'emploient ; mais, en France, Guyon et Reliquet le préconisent comme répondant à certaines indications. M. le professeur Tédenat l'emploie dans des circonstances déterminées, que nous indiquerons à leur place, et en obtient d'excellents résultats.

Le lavage consiste à pousser violemment dans la vessie, à travers la sonde évacuatrice, une certaine quantité d'eau aussitôt après le broiement de la pierre. Ce jet, dont on calcule la force suivant la résistance de la vessie, sollicite brusquement la contractilité des parois vésicales, qui, en réagissant, chassent le liquide et les débris hors de l'organe. L'injection peut être répétée un certain nombre de fois.

La mise en jeu de la contractilité vésicale est nécessaire pour la pratique du lavage. C'est dire qu'il conviendra parfaitement aux cas de vessie irritable, dans lesquels l'aspiration donne de mauvais résultats ; il est démontré, en effet, que ce dernier procédé est applicable seulement à une vessie inerte. « La contraction de la vessie, dit Guyon, est l'antagoniste de l'aspiration et l'auxiliaire du lavage. »

Desnos engage à pratiquer d'une façon habituelle plusieurs lavages après le broiement des calculs et avant d'avoir recours à l'aspiration. Ils auraient pour but de déblayer la vessie de la poussière et de la boue calculeuses ; on évacuerait ensuite les gros fragments par l'aspiration. Nous les avons vu employer concurremment avec celle-ci à la clinique chirurgicale de l'hôtel-Dieu Saint-Éloi.

Le lavage, bien moins douloureux que l'aspiration, est, en outre, indiqué dans les cas où l'anesthésie générale ne peut être pratiquée. M. le professeur Tédenat nous a fourni un bel exemple de l'application de ce principe dans l'observation V.

En somme, ce moyen peut être un utile adjuvant, un succédané même, dans des conditions bien déterminées, de l'aspiration ; mais de là à le substituer entièrement à cette dernière, comme le propose M. Reliquet, il y a loin, et on ne saurait y souscrire.

C. — Nombre et durée des séances

Nous avons vu que l'ancienne lithotritie se caractérisait par des séances courtes et répétées. Nous avons établi qu'Amussat, l'un des premiers, avait songé au bénéfice que l'on pourrait retirer de l'évacuation du calcul en une seule séance et l'avait énoncé formellement ; vue toute théorique, il est vrai, mais qu'il importe de signaler. Avant lui,

Heurteloup avait cherché à abréger le plus possible la durée du traitement. Il s'était efforcé d'y arriver de deux manières : 1° par la pulvérisation complète à l'aide de son percuteur courbe à marteau ; 2° par l'extraction immédiate à l'aide de son brise-pierre à cuiller. Leroy d'Etiolles, Jobert (de Lamballe), Laugier, Fergusson, avaient également adopté le principe, mais sans en obtenir la réalisation pratique.

Thompson, qui faisait au début des séances toujours courtes et ne les prolongeait pas au delà de cinq minutes, en raison de la souffrance des malades, les avait, plus tard, allongées légèrement, en employant l'anesthésie et en utilisant l'appareil de Clover. Il y avait loin de là, toutefois, à la méthode de Bigelow.

Pour l'inventeur de la lithrotritie rapide, il ne s'agit pas, en effet, d'allonger ou d'abréger les séances ; il s'agit de *débarrasser complétement* la vessie, fût-ce au prix de longues manœuvres. L'évacuation complète en une séance est une règle absolue de la méthode américaine.

L'anesthésie permettant de faire abstraction du malade, le chirurgien ne doit considérer sa tâche comme terminée que lorsque le réservoir vésical est entièrement débarrassé.

En réalité, on trouve dans les observations de Bigelow et de quelques-uns de ses compatriotes le compte rendu de séances d'une durée invraisemblable. Une opération de Bigelow aurait duré trois heures trois quarts ; Cheever en détaille une qui se serait prolongée trois heures ; Harrisson, dans un cas, a manœuvré deux heures et dix minutes dans la vessie d'un calculeux.

Tout en admettant sans réserve le principe de la méthode nouvelle, il est permis de se demander, avec M. Guyon, si des séances d'une pareille durée sont nécessaires ; bien plus, si elles sont utiles. On doit, d'après cet auteur, distinguer le temps employé au broiement et celui qu'on utilise pour l'évacuation.

Pendant le broiement, on ne doit pas chercher à abréger les manœuvres ; ce temps de l'opération doit être prolongé autant qu'il est nécessaire pour approcher d'une réduction parfaite du corps étranger.

Il ne faut pas lésiner sur le nombre des prises, et l'auteur en réalise, sans arrière-pensée, jusqu'à 175 et 184.

En revanche, il faut que l'évacuation soit courte; cela pour plusieurs raisons: d'abord, la prolongation exagérée de cette manœuvre entraînerait presque forcément une mise en jeu de l'irritabilité de la vessie, et des contractions plus ou moins violentes de cet organe en résulteraient, malgré l'anesthésie. En outre, une vessie excitée n'a aucune tendance à se calmer; son éréthisme, une fois éveillé, augmente fatalement et conduit presque sûrement à la cystite. De plus, l'hémorrhagie est souvent le résultat d'une aspiration prolongée; la rétention d'urine survient aussi à sa suite. C'est pourquoi l'on peut dire, avec M. Desnos, qu'il est moins dangereux d'abandonner quelques débris dans la vessie que de prolonger trop longtemps les manœuvres.

Ce que nous venons de dire n'a trait qu'aux séances d'une durée excessive; n'oublions pas que le principe de la méthode nouvelle est fondé sur la possibilité de prolonger l'opération sans provoquer d'accidents. On trouvera, dans nos observations, la relation de séances ayant duré trois quarts d'heure et même une heure, sans aucun inconvénient pour le patient.

Quant à la durée moyenne des séances, M. Desnos calcule qu'elle s'est trouvée de vingt-trois minutes et demie pour les 226 cas qu'il rapporte; M. Kirmisson, dans les 70 cas qu'il relate, constate que cette durée moyenne est comprise entre vingt et quarante minutes.

Si donc il est possible, en une seule fois, et sans provoquer l'intolérance vésicale, d'extraire entièrement le calcul, le chirurgien doit le faire, et il le fera dans le plus grand nombre des cas. (Ce désideratum a été rempli dans nos sept observations.) Mais ce qu'il doit éviter, c'est de s'obstiner, malgré une intolérance manifeste, à finir l'extraction dans une seule séance.

M. Desnos, qui adopte cette manière de voir avec M. Guyon, publie la statistique suivante, ayant trait au nombre d'interventions qui ont été nécessaires, dans les 226 cas réunis par lui, pour obtenir l'expulsion complète des calculs:

1 séance unique . . . . 129 fois

2 séances . . . . 77 —

3 — . . . . 12 —

5 séances et plus . . . . 3 —

Dans la thèse de M. Kirmisson, sur 70 observations, on trouve :

1 seule séance . . . . 47 fois

2 séances . . . . 17 —

3 — . . . . 5 —

6 — . . . . 1 —

D.— Anesthésie

Si l'on a pu arriver à faire supporter par la vessie, sans révolte aucune, un contact prolongé avec les instruments; si l'on a pu lui faire tolérer, sans pousser à bout sa contractilité, la pratique horriblement douloureuse de l'aspiration, c'est grâce à l'emploi de l'anesthésie, soit générale, soit locale.

L'anesthésie rentre dans la définition de la méthode américaine; elle est presque aussi importante que le broiement et l'aspiration, parce qu'elle permet de parfaire ces deux opérations. Sans elle, la vessie se contracte, pour ainsi dire, dès le début de l'intervention, et rend impossibles toutes manœuvres ultérieures. Voilà pourquoi, sans cet auxiliaire, la durée de la séance ne peut dépasser quelques minutes.

A Bigelow revient le mérite d'avoir fait entrer dans le domaine de la pratique, comme nous le faisions remarquer en commençant, la longue durée des séances, en supprimant par l'anesthésie la contractilité vésicale.

Le chirurgien américain a érigé en règle absolue l'administration du chloroforme pendant les séances de lithotritie.

La suspension de la contractilité vésicale est la condition *sine quâ non* de l'aspiration; on ne peut aspirer les débris d'un calcul que si la

5

vessie est inerte; pour peu qu'elle se contracte, l'aspiration est impossible.

M. Desnos a fait, au sujet de l'action du chloroforme sur la vessie, des expériences qui l'ont conduit aux résultats suivants :

a) Les contractions de la vessie sont des actes réflexes, sous la dépendance d'une sensibilité spéciale, dont le champ s'étend à la muqueuse vésicale et à l'urèthre prostatique.

b) L'excitation de ces différents points donne des résultats divers : portée sur la muqueuse du corps, elle donne lieu à des contractions partielles du corps, qui augmentent peu à peu la tension intravésicale.

c) Excitée, la muqueuse du col et de l'urèthre prostatique détermine une contraction totale du corps de la vessie, qui fait monter rapidement la pression du liquide.

d) Sous l'influence de l'inflammation; ces distinctions entre le corps et le col subsistent, mais sont bien moins nettement tranchées.

e) Pendant l'anesthésie, les mêmes lois physiologiques persistent; elles survivent quelque temps à la disparition de la sensibilité générale.

f) La vessie possède deux ordres de sensibilité : 1° la sensibilité générale, qui se manifeste par de la douleur aux contacts et qui disparait au moment où se produit la résolution musculaire; 2° une sensibilité spéciale, traduite par des contractions réflexes, qui résiste davantage à l'anesthésie et ne disparaît que lorsque celle-ci est poussée un peu plus loin.

g) Lorsque cette dernière sensibilité a disparu, on n'observe plus aucune contraction du muscle vésical.

h) De tous les points de l'économie, c'est de la région du col vésical que la sensibilité disparaît en dernier lieu.

i) Quand on cesse le chloroforme, la vessie redevient sensible et se contracte avant que la sensibilité générale ait reparu; la distension par une injection liquide produit une réaction beaucoup plus vive que l'excitation du col par un corps solide.

j) Dans une vessie inflammée, les contractions sont aussi brusques que celles des muscles striés.

h) Dans les inflammations chroniques, les contractions sont très-facilement éveillées, et la vessie se laisse difficilement distendre.

De ces expériences on doit conclure que la chloroformisation a besoin d'être poussée beaucoup plus loin pendant l'aspiration que pendant le broiement. En outre, l'aspiration est la partie la plus douloureuse de l'opération, et, si l'on ne prend soin de forcer la dose au moment où l'on aspire, le patient, dont la sensibilité générale est abolie, s'agite pourtant, pousse des gémissements et semble éprouver en rêve une vive douleur.

M. le professeur Tédenat emploie souvent, à la place du chloroforme pur, le mélange anesthésique A C E (alcool, une partie; chloroforme, deux parties; éther, trois parties), dont il fait précéder l'administration par une piqûre de solution atropo-morphinée (chlorhydrate de morphine, 1 centigramme; sulfate d'atropine, 1 demi-milligramme, pour 1 gramme d'eau), suivant la méthode lyonnaise.

Dans les cas où l'anesthésie générale est contre-indiquée, chez les cardiaques ou chez les sujets atteints d'une affection chronique du poumon, par exemple, on doit substituer la pratique du lavage à celle de l'aspiration. Il y a tout avantage à cette substitution : on évite d'abord au patient les douleurs atroces, que provoquerait l'aspiration des fragments dans une vessie contractile; de plus, cette même contractilité sera très-favorable au lavage, qui, on le sait, a pour base la mise en jeu de l'action du muscle vésical.

Les chirurgiens qui, comme M. Guyon, font précéder l'aspiration d'un ou de plusieurs lavages, devront suspendre l'administration du chloroforme pendant le cours de ceux-ci et le reprendre pour l'aspiration.

Il est aussi des cas où l'anesthésie ne semble pas être d'une absolue nécessité. C'est chez les malades habitués aux cathétérismes ; on a vu ces malades supporter, sans conséquences fâcheuses, des manœuvres prolongées dans ces conditions.

A côté de l'anesthésie générale, nous devons signaler l'anesthésie locale par la *cocaïne*, dont on s'est beaucoup occupé dans ces dernières années.

M. Carrié (thèse de Montpellier, 1885) a résumé la question dans un travail inspiré par M. le professeur Dubrueil.

Depuis lors, Delafosse, Turri, Szénazy, Bœckel, Dubuc, ont fait diverses publications sur ce sujet.

M. Dubuc (*Union médicale*, janvier 1887) préconise l'injection, dans la vessie, de 30 grammes d'une solution de chlorhydrate de cocaïne à 5 %. Pour lui, la cocaïne atténue ou annule la douleur, et, en outre, supprime la tendance de la vessie à se contracter ; l'action analgésiante se maintiendrait pendant une vingtaine de minutes, et permettrait, par conséquent, le broiement, sans douleur, des calculs d'un petit calibre.

Quels que soient les bons effets que l'on ait retirés de l'emploi de cette substance, nous ne croyons pas cet agent appelé à détrôner les anesthésiques généraux dans la pratique de la lithotritie. En effet, la cocaïne est une substance toxique, que l'on est obligé d'injecter à haute dose dans la vessie pour produire une anesthésie suffisante. Or peut-on affirmer à l'avance quelle est la limite d'absorption d'une vessie chroniquement enflammée ?

Les auteurs qui ont pratiqué l'anesthésie par la cocaïne signalent des symptômes d'intoxication après l'injection de 6, 5, 3 et même 1 gr. 50 de cocaïne.

Son emploi semble devoir être réservé aux cas où l'anesthésie générale est contre-indiquée. Il vaudra donc mieux recourir à la cocaïne que d'agir sans le secours d'aucun agent ; mais cet anesthésique ne peut remplacer le chloroforme. M. Gouyon en a préconisé, au dernier Congrès de chirurgie, l'emploi chez les calculeux très-avancés en âge.

E. — Antisepsie

Il semble impossible, aujourd'hui, de trouver en chirurgie un sujet où l'on n'ait l'occasion de vanter les bienfaits de l'antisepsie. Mais elle offre un grand intérêt dans la pathologie urinaire, et l'on peut dire qu'elle est un des points les plus importants de la thérapeutique des maladies de la vessie. Elle peut être interne ou externe.

Certaines substances, jouissant d'un pouvoir antiseptique considérable, ont la propriété de s'éliminer par les urines en conservant leurs vertus : l'acide benzoïque, le naphthol, l'acide borique, sont dans ce cas.

Récemment, M. Gaucher a démontré, devant la Société de biologie (janvier-février 1888), que l'acide borique, absorbé par la voie stomacale, passe dans les urines sous forme d'éther borique antiseptique et que la toxicité de cette substance est si faible, qu'il en faudrait absorber 75 grammes pour risquer une intoxication.

On conçoit que l'idée d'une antisepsie interne venant s'ajouter à l'antisepsie externe, représentée par la méthode des lavages vésicaux, ait séduit les chirurgiens. Aujourd'hui, l'administration de l'acide borique à l'intérieur (2 à 6 grammes par jour dans une boisson délayante), est de prescription banale pendant les journées qui précèdent et qui suivent une opération sur les voies urinaires; c'est une mesure à la fois prophylactique et curative.

Quant aux lavages antiseptiques de la vessie, on les pratiquera tous les jours avec une solution d'acide borique à 3 p. 100, toutes les fois qu'il existera, soit avant, soit après l'opération, une inflammation vésicale constituant un terrain favorable au développement des germes infectieux.

Pendant l'opération, il sera indiqué de n'injecter dans l'organe malade que des liquides antiseptiques. Avant, pendant et après l'intervention opératoire, tous les instruments qui seront introduits dans le réservoir vésical devront être soigneusement désinfectés (flambage à l'alcool des sondes métalliques et des lithotriteurs, lavage à l'eau boriquée des sondes en gomme). Pour favoriser leur glissement, on les enduira d'huile ou de vaseline iodoformée.

F. — Modus agendi et suites opératoires de la lithotritie

Nous allons résumer la description d'une séance de lithotritie et faire la synthèse des manœuvres dont nous venons d'achever l'analyse, en choisissant comme type de description un cas clinique simple et dépourvu de complications.

Pendant les deux ou trois jours qui précéderont la séance opératoire, le patient sera tenu au repos et absorbera par vingt-quatre heures une potion renfermant de l'acide borique (2 à 6 grammes). La veille, il sera utile de lui administrer un purgatif salin et 1 gramme de sulfate de quinine.

Le jour de l'opération, le patient restera à jeûn pour faciliter l'anesthésie. Celle-ci, précédée d'une piqûre atropo-morphinée, sera réalisée à l'aide du chloroforme, de l'éther ou du mélange ACE. Ce n'est qu'exceptionnellement qu'on pratiquera l'anesthésie locale à la cocaïne.

Une fois endormi, le sujet sera amené sur le bord du lit ou de la table d'opération, les cuisses fléchies, écartées et maintenues par deux aides. Un coussin suffisamment dur sera placé sous le siége et le maintiendra plus élevé que les épaules ; de la sorte, le calcul et ses fragments auront moins de tendance à se dissimuler dans le bas-fond vésical, en arrière de la prostate.

Avant d'introduire le lithotriteur, on injectera une solution d'acide borique à 3 pour 100. La quantité de liquide à introduire variera suivant le cas, et l'on se basera sur le degré de contractilité de la vessie. C'est là un point important et délicat : il faut éviter la distension de l'organe, qui non-seulement peut être la source de dangers, tels que sa rupture, mais encore amène une révolte des parois et un réveil de la contractilité.

En opérant ainsi, on n'est pas obligé de lier, comme le voulait Bigelow, l'urèthre sur la sonde : c'est là un bénéfice. Il est bon que, à un moment donné, si la contractilité vésicale s'éveille, le trop-plein puisse être expulsé ; l'urèthre joue, de la sorte, le rôle de soupape de sûreté. (Harrisson.)

Enfin il est aujourd'hui établi que pas n'est besoin, pour manœuvrer dans le réservoir vésical, qu'il soit rempli de liquide ; M. Guyon a même démontré la possibilité d'opérer à sec dans la vessie.

Le lithotriteur, enduit d'un corps gras antiseptique, sera ensuite introduit Son calibre a été déterminé à l'avance, d'après le volume et la consistance probables du calcul.

L'introduction se fera avec la plus grande douceur possible : l'instrument devra pénétrer dans la vessie par son propre poids, l'opérateur se bornant à en diriger la course. Si un spasme survient au moment de son passage à travers la région membraneuse, on attendra patiemment qu'il se soit calmé. Si la prostate, un peu volumineuse, gêne l'introduction de la sonde, on facilitera celle-ci à l'aide d'un doigt placé dans le rectum.

Une fois le lithotriteur dans la vessie, on pratiquera le broiement suivant les règles qui ont été indiquées plus haut et on le poussera, autant que possible, jusqu'à ses dernières limites, sans se préoccuper de la durée de l'opération, à moins qu'il ne survienne un accident quelconque, tel qu'une hémorrhagie ou de l'intolérance vésicale.

Le broiement parachevé à l'aide d'un seul lithotriteur ou de plusieurs lithotriteurs successivement introduits, on fera pénétrer dans la vessie une sonde évacuatrice munie de son mandrin ; puis on procédera à l'aspiration, précédée ou non de lavages.

La durée de l'aspiration devra être modérée. Le malade sera tenu pendant tout ce temps sous l'influence du chloroforme, cette partie de l'opération étant plus douloureuse et la contractilité vésicale devant être anéantie.

Une fois l'évacuation terminée, une certaine quantité de solution boriquée sera laissée dans la vessie, et le patient sera porté dans son lit. On lui administrera, pendant le reste de la journée, des boissons chaudes, de l'alcool et de la quinine.

Les jours suivants, il arrive fréquemment que le malade rende dans ses urines des débris de calcul. Il gardera un repos complet; on lui fera, s'il y a lieu, des lavages à l'acide borique. Ce médicament sera administré à l'intérieur encore quelque temps, ainsi que la quinine et l'alcool.

Dès le troisième jour, s'il ne survient pas de fièvre, on lui permettra de prendre des aliments solides. On ne l'autorisera pas à se lever avant le sixième ou le septième jour, et on le soustraira autant que possible à l'action du froid. Vers le huitième jour, on procédera à une séance de vérification, à l'aide d'une sonde en métal ou de l'aspirateur. Si l'exploration est négative, la guérison pourra dès lors être considérée comme complète.

Nous signalerons maintenant en quelques mots les *accidents* qui peuvent compliquer la lithotritie rapide.

Les *accidents opératoires* sont les suivants :

1° L'*hémorrhagie*. Elle est beaucoup moins fréquente qu'avec la lithotritie ancienne, grâce à l'anesthésie, qui calme la susceptibilité vésicale. On en évitera la production en observant les règles qui ont été exposées à propos du broiement et de l'aspiration.

2° La *lacération de la muqueuse vésicale*.

3° La *rupture du lithotriteur*. Notre observation VI fournit un bel exemple, et de cet accident, et du moyen d'y remédier.

Les *accidents ultérieurs* sont de divers ordres :

1° L'*engagement des fragments*. Quand l'évacuation a été incomplète, il arrive fréquemment que des débris volumineux s'engagent dans l'urèthre. Dans ce cas, on essayera de les refouler dans la vessie à l'aide d'une sonde ; si cela est impossible, on les extraira avec une pince de Hunter ou de Hales.

2° La *fièvre*. Elle est beaucoup moins souvent observée qu'à l'époque de la lithotritie ancienne. Grâce à l'antisepsie et à l'évacuation complète des fragments en une seule séance, on n'a plus à craindre cette irritation vésicale permanente que provoquaient des débris séjournant dans le réservoir, et qui fournissait un si bon terrain de développement aux microbes pathogènes.

Pourtant, malgré la perfection des procédés actuels, la fièvre n'est pas complétement bannie de la statistique; on voit quelquefois une légère hyperthermie le jour même de l'opération. C'est que la fièvre infectieuse seule a pu être évitée, grâce aux progrès accomplis. Quant à la fièvre traumatique résultant de l'ébranlement nerveux, elle n'a pu être vaincue encore. Quoi qu'il en soit de la pathogénie de la fièvre, Desnos a établi dans ses statistiques qu'on ne la rencontre plus que dans 10 °/₀ des cas (et encore fort atténuée), tandis qu'autrefois elle était notée dans 33 °/₀ des observations.

3° La *néphrite,* survenant comme accident consécutif à la lithotritie, est aujourd'hui d'une rareté extrême. Autrefois, l'inflammation vésicale provoquée par les fragments du calcul remontait souvent jusqu'au rein ; actuellement, la *cystite* secondaire étant elle-même supprimée, ses conséquences le sont du même coup.

4° Chez les sujets atteints d'anciennes lésions rénales, Guyon a vu quelquefois une attaque de colique néphrétique suivre la lithotritie.

Bornons-nous à signaler d'autres accidents plus rares : la *rétention d'urine,* l'*épididymite* (8 fois sur 226 cas, Desnos ; 1 fois sur 70 cas, Kirmisson), la *prostatite,* la *péritonite,* l'*infection purulente.* Ces derniers accidents, véritables curiosités pathologiques à l'heure actuelle, faisaient autrefois partie du cortège ordinaire des complications postopératoires.

Aujourd'hui, on a déjà pu dresser des statistiques importantes, permettant de juger la lithotritie rapide à séances prolongées. Gross, sur 312 cas, compte 17 morts, soit 3,45 °/₀ ; Thompson, Bigelow, Guyon, donnent des statistiques dans lesquelles le chiffre de la mortalité varie entre 5 et 3,33 °/₀. Bloch a réuni 1147 cas, et ne compte que 5,58 °/₀ de décès. Guyon, au dernier Congrès de chirurgie, a pu fournir une statistique de 647 cas, avec 5,2 °/₀ de mortalité.

Citons enfin Freyer, qui, en 1887, a publié, dans l'*Indian med. Gaz.,* une statistique comprenant 100 cas sans un insuccès.

6

La mortalité de l'ancienne lithotritie s'élevait, d'après Gross, à 10,81 %.

Bloch, comparant entre elles les diverses méthodes de traitement des calculs vésicaux, s'arrête aux chiffres suivants :

1° Litholapaxie, mortalité moyenne . . . .   5 p. 100.
2° Lithotritie,   —   . . . .   8 —
3° Taille latérale,   —   . . . .   12 —
4° Taille médiane d'Allarton (taille uré-
      thrale), mortalité moyenne. . . . . . 6 à 7 —

Quant à la *récidive,* la lithotritie rapide, ne permettant pas à des débris abandonnés dans la vessie de devenir des centres de formation de calculs nouveaux, donne encore des résultats plus favorables que l'ancienne méthode.

CHAPITRE III

INDICATIONS ET CONTRE-INDICATIONS

La faveur sans cesse croissante de la lithotritie rapide tend à simplifier tous les jours le chapitre des indications et des contre-indications. Plus on va, plus les limites s'en élargissent, en sorte que la question posée en tête de ce chapitre peut être modifiée de la façon suivante : Quelles sont les circonstances qui contre-indiquent la lithotritie rapide ?

Telle est l'opinion généralement admise en France. A l'étranger, l'impression générale est identique ; il existe cependant quelques divergences d'opinion, en Allemagne surtout. Au quinzième Congrès des chirurgiens allemands, plusieurs auteurs se sont montrés opposés au principe de la lithotritie, qui a été, au contraire, soutenu par von Bergmann (de Berlin), Gussenbauer (de Prague) et Ebermann (de Moscou), comme répondant à certaines indications. La taille médiane d'Allarton (ou taille uréthrale) jouit, de l'autre côté du Rhin, d'une grande faveur.

Autrefois, on admettait des contre-indications tirées de l'état de la pierre et de l'état du sujet.

Le *volume* du calcul jouait jadis un grand rôle dans le choix de l'opération à entreprendre. Thompson, alors qu'il suivait les préceptes anciens, ne broyait guère au delà de 2 cent. $^1/_2$; les chirurgiens les plus aventureux ne s'attaquaient jamais à des calculs de plus de 4 centimètres, sous peine de voir s'éterniser le traitement.

Aujourd'hui, grâce à l'instrumentation dont nous disposons, et à n'envisager que le calcul en lui-même, « la lithotritie n'a d'autres limites que celles qui lui sont imposées par la nécessité du broiement. » (Kirmisson.) « La lithotritie, déclare M. Desnos, ne doit renoncer qu'à ce qu'elle ne peut mécaniquement pas faire. » C'est dire qu'un chirurgien partisan de la lithotritie n'abandonnera ce mode d'intervention que lorsqu'il sera dans l'impossibilité d'embrasser le calcul dans les mors de son instrument.

Notre observation VII est un exemple des limites que l'on peut atteindre aujourd'hui en fait de volume des calculs. M. le professeur Tédenat a broyé et évacué, en quarante- cinq minutes, un calcul de 6 centimètres chez un vieux prostatique de soixante-quatorze ans. Pareilles dimensions ont été rarement soumises au mode d'intervention que nous proposons. Harisson (thèse de Kirmisson, p. 73) a pu broyer, en deux heures dix minutes, un calcul uro-phosphatique de trois pouces et du poids de deux onces et demie. Desnos rapporte plusieurs cas où des calculs de 5 centimètres et de 5 centimètres et demi ont été enlevés par M. Guyon.

Au dernier Congrès de chirurgie, M. Bazy a rapporté le cas d'un malade chez lequel il a brisé en une heure et quart un calcul uro-phos-

phatique pesant plus de 100 grammes et mesurant plus de six centimètres. De tels faits sont encourageants ; mais, ainsi que le dit M. Kirmisson, pour être traités par le broiement avec des chances de succès,
des calculs de cette grosseur demandent un opérateur expérimenté.

Un chirurgien habile peut donc s'attaquer hardiment à des calculs
de six centimètres. Au delà, la taille hypogastrique seule est apte à
débarrasser le malade.

Le *nombre* des calculs n'a aujourd'hui aucune importance : plusieurs pierres équivalent à un gros calcul déjà fragmenté, et c'est là
une circonstance favorable.

La *consistance* des calculs est rarement la source d'une contre-
indication à la lithotritie : si le lithotriteur introduit dans la vessie est
impuissant à fragmenter la pierre, il faut en introduire un plus volumineux. Quand le broiement à l'aide de la vis est néanmoins insuffisant, on essaye la percussion ; si l'intégrité du calcul se maintient
malgré cette manœuvre, dont on s'efforce d'atténuer la violence, il
ne reste d'autre ressource que la taille.

Cette dernière est encore indiquée dans les cas où le noyau du calcul est formé par un corps étranger incompressible ; un corps étranger fragile ou malléable pourrait être extrait par la lithotritie. (Keyes,
Desnos.)

Enfin la *position* du calcul aura, dans quelques cas, une influence
sur le mode d'intervention. La pierre fût-elle logée dans une des cellules
d'une vessie à colonnes, il sera possible, avec de l'habileté, d'aller la
déloger pour en pratiquer le broiement. Mais, dans certains cas l'enchatonnement complet de la pierre rend nécessaire son extraction par
le périnée.

Envisageons maintenant les particularités inhérentes à l'état du
sujet.

Un *rétrécissement de l'urèthre* contre-indique-t-il la lithotritie ?
On s'accorde aujourd'hui à répondre par la négative. Les seules modifications que subira, dans ce cas, la manœuvre de la lithotritie, consis-
teront dans : 1° le traitement préalable du rétrécissement (dilatation

lente ou rapide, uréthrotomie interne ou externe); 2° l'emploi d'une sonde évacuatrice d'un calibre relativement étroit.

C'est dans les cas de ce genre que Dolbeau, Labbé, Duplay, pratiquaient la lithotritie périnéale.

En 1883, Peters (de New-York) a fait un travail sur la litholapaxie périnéale.

L'hypertrophie de la prostate n'est pas davantage une contre-indication à la lithotritie rapide (obs. V et VII), à la condition que la déviation du canal et les modifications de son calibre ne s'opposent pas à l'introduction des instruments.

La pêche des fragments sera, il est vrai, rendue beaucoup plus ardue par l'augmentation de volume de la prostate et l'accroissement de profondeur du bas-fond vésical; mais on en viendra à bout en plaçant son lithotriteur en position presque verticale, ou encore en retournant l'instrument et en dirigeant le bec vers le bas-fond de la vessie.

L'évacuation des fragments, dans les cas d'hypertrophie prostatique, a beaucoup préoccupé les auteurs : Thompson engage à pratiquer, après le broiement, une boutonnière à l'urèthre périnéal, à pénétrer directement jusqu'au niveau du col, à le dilater et, par cette ouverture, à déblayer complétement la vessie.

Harrisson, en présence des difficultés de l'évacuation, préfère la taille à la lithotritie chez les prostatiques. Teevan fait la lithotritie rapide suivie de l'uréthrotomie externe.

On observe quelquefois, chez les sujets atteints d'hypertrophie de la prostate, après la lithotritie, une rétention d'urine passagère, par congestion consécutive.

La *cystite* et les *affections rénales*, contre-indications de l'ancienne lithotritie, retirent au contraire un bénéfice notable de l'opération moderne en une seule séance. Tandis qu'autrefois les débris abandonnés dans la vessie n'auraient pu qu'entretenir et accroître l'inflammation, l'intervention unique pratiquée aujourd'hui débarrasse à jamais la vessie du corps étranger qui l'irritait chroniquement Une vessie enflammée voit, il est vrai, sa contractilité accrue, mais l'anesthésie empêche l'irritabilité vésicale de gêner l'opération.

M. Guyon ne reconnaît de contre-indication que dans le mal de Bright aigu.

Les *tumeurs vésicales* ne constituent pas pour Thompson une contre-indication à la lithotritie rapide, qu'il a pratiquée plusieurs fois dans des cas de ce genre. M. Kirmisson en rapporte également un; il se borne à recommander la douceur et engage à substituer le lavage à l'aspiration, pour éviter la rupture de la vessie. Nous donnerions plutôt la préférence, dans l'espèce, à la taille hypogastrique, qui, tout en éliminant le calcul, permettrait de débarrasser le malade de sa tumeur.

Il nous reste un mot à dire de la lithotritie rapide chez l'enfant, le vieillard et la femme.

Chez l'enfant, on donnait autrefois le pas à la taille sur la lithotritie, à cause du faible calibre de l'urèthre et de la prostate, de la contractilité vésicale excessive dans le jeune âge, enfin à cause de la bénignité habituelle de la taille. La lithotritie rapide nous paraît tout aussi applicable à l'enfant; elle produit des délabrements moins considérables et n'expose pas à la section des conduits éjaculateurs. Il suffira de parfaire le broiement et d'introduire ensuite une sonde de petit calibre (n° 16). Le lavage sera préférable à l'aspiration. Des travaux récents ont été publiés sur ce point spécial par Keegan (*Lancet*, 1886), Morelli (de Naples), Raye (*Indian med. Gaz.*, Calcutta, 1887), Svedenski (St-Pétersb., 1887).

Le vieillard est également justiciable de l'opération moderne; elle prévient et combat la cystite, à laquelle il est prédisposé; elle prévient aussi les accidents d'hypostase, qui le menacent dès qu'il est condamné à un repos prolongé.

La *femme*, enfin, n'échappe pas à la loi commune. Longtemps on a refusé à la lithotritie une place parmi les modes d'intervention gynécologique ; on se fondait, pour cela, sur l'absence du point d'appui que la prostate fournit aux instruments, sur le peu de longueur de l'urèthre, sur les bons résultats fournis par la dilatation de l'urèthre, pour extraire les calculs de petit volume, et par la taille vésico-vaginale, pour enlever les plus gros.

La lithotritie rapide mérite d'être substituée à cette dernière opération, qui laisse souvent après elle une fistule permanente. Elle répond donc à l'indication tirée de l'existence d'un calcul de gros calibre, et n'est contre-indiquée, comme chez l'homme, que si le calcul est trop volumineux ou trop dur pour être broyé.

CONCLUSIONS

I. La lithotritie rapide, autant que possible en une seule séance, est le traitement de choix des calculs de la vessie.

II. Cette méthode, qui a bénéficié des progrès accomplis dans la pratique de l'antisepsie externe et interne et de l'anesthésie locale et générale, peut se résumer de la façon suivante :

1° Broiement de la pierre aussi complet que possible ;

2° Évacuation des débris par aspiration (dans certains cas par lavage).

Grâce à l'anesthésie, la durée de la séance n'a, la plupart du temps, d'autre limite que l'extraction complète du calcul.

III. La lithotritie rapide n'est contre-indiquée que par un volume énorme de la pierre, son enchatonnement complet, ou une dureté excessive opposant un obstacle insurmontable au broiement, un rétrécissement infranchissable de l'urèthre, ou une tumeur de la vessie.

Les autres contre-indications de l'ancienne lithotritie tombent devant la pratique actuelle.

IV. Le traitement, avant et après l'opération, ne doit jamais être négligé et prévient nombre de complications.

SERMENT

En présence des Maîtres de cette École, de mes chers condisciples et devant l'effigie d'Hippocrate, je promets et je jure, au nom de l'Être Suprême, d'être fidèle aux lois de l'honneur et de la probité dans l'exercice de la médecine. Je donnerai mes soins gratuits à l'indigent, et n'exigerai jamais un salaire au-dessus de mon travail. Admis dans l'intérieur des maisons, mes yeux n'y verront pas ce qui s'y passe, ma langue taira les secrets qui me seront confiés, et mon état ne servira pas à corrompre les mœurs ni à favoriser le crime. Respectueux et reconnaissant envers mes Maîtres, je rendrai à leurs enfants l'instruction que j'ai reçue de leurs pères.

Que les hommes m'accordent leur estime, si je suis fidèle à mes promesses! Que je sois couvert d'opprobre et méprisé de mes confrères, si j'y manque!